Falk Scheithauer

Entspannen mit
Qi-Gong-Kugeln

Übungsanleitungen und Tipps für das heilende Kugeldrehen
Blockaden auflösen, Stress abbauen, die Gesundheit erhalten

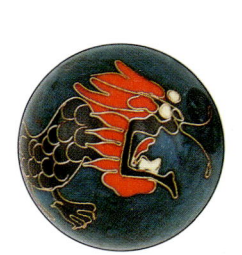
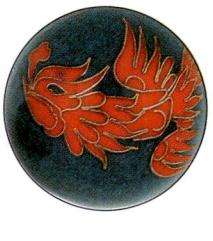

SÜDWEST

Qi Gong – eine uralte Heilkunst

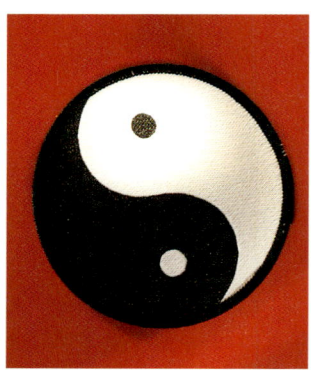

Yin und Yang – das Fließgleichgewicht dieser beiden polaren Kräfte sorgt für Gesundheit und Wohlbefinden.

Sie sind aus Messing bzw. mit Silber und Gold legiert, oder sie sind aus Marmor und Jade; es gibt sie in kleinen, mittleren oder großen Größen, und manche sind mit kunstvollen Gravierungen oder Emaillierungen versehen. Sie sind leicht, innen hohl und enthalten kleine Klangkugeln, oder sie sind massiv und schwer – Qi-Gong-Kugeln gibt es in vielen Varianten. Man kann ihre Schönheit bewundern, man kann sie spielerisch in den Händen drehen oder dem Klang lauschen. Doch Qi-Gong-Kugeln dienen noch zu weit mehr: Sie sind Teil einer uralten Heilkunst, die nicht primär die Heilung von Krankheiten zum Ziel hat, sondern vielmehr die Erhaltung der Gesundheit.

Qi Gong – ein Weg zur Selbstheilung

Qi Gong ist bereits jahrtausendealt – Schätzungen schwanken zwischen 4000 und 7000 Jahren. Unter dem Sammelbegriff »Qi Gong« (ausgesprochen »Tschigung«, wobei das U der zweiten Silbe eine Mischung zwischen U und O bildet) werden verschiedene körperliche und mentale Übungen zusammengefasst, die der ganzheitlichen Gesunderhaltung dienen. Das chinesische Wort »Qi« (auch: »Chi« oder japanisch »Ki«) bedeutet u. a. »Luft«, »Atem«, »Wind«, »Wolke«; es bezeichnet die Lebensenergie. Das Wort »Gong« heißt so viel wie »Weg«, »Methode«, »Übung«. Qi Gong ist also der Weg, die Lebensenergie zu stärken.

Aus Grabfunden stammen Gefäße (16. Jahrhundert v. Chr.) und Seidenmalereien (um die Zeitenwende), auf denen Qi-Gong-Übungen abgebildet sind.

Die Körperkräfte harmonisieren

Alle Qi-Gong-Übungen dienen der Aktivierung des Qi-Flusses im Körper und der geistigen Harmonisierung. Sie haben also immer einen körperlichen und einen geistig-meditativen Aspekt. Es gibt:

▶ Qi-Gong-Übungen in Bewegung: Zu den bekanntesten Übungen dieser Gruppe gehören beispielsweise die »Acht edlen Übungen« bzw. »Brokatübungen« (Ba Duan Jin).

▶ Qi-Gong-Übungen in Ruhe (stilles Qi Gong): Hier ist z. B. der »Kleine Energiekreislauf« (Xiao roudian) zu nennen, bei dem die Lebensenergie Qi allein mit Hilfe der Vorstellungskraft kreisförmig durch den Körper geleitet wird.

▶ Qi-Gong-Übungen mit Hilfsmitteln: Das Qi-Gong-Kugeldrehen ist am bekanntesten. Die Übungen dienen der Stimulierung und sanften Massage bestimmter Akupunkturpunkte. Sie haben einen weit reichenden Effekt auf das Herz-Kreislauf-System und den Stoffwechsel.

Die Qi-Gong-Übungen sind Bestandteil der traditionellen chinesischen Medizin (TCM), und sie können auch nur im Zusammenhang mit einigen Grundlagen dieser Medizinrichtung und der dahinter stehenden Philosophie des Daoismus verstanden werden. Bevor wir zum eigentlichen Qi-Gong-Kugeldrehen kommen, sollen daher einige zentrale Aspekte der TCM – Qi, das Meridiansystem, die drei Dan Tien sowie das Prinzip von Yin und Yang – kurz vorgestellt werden.

TCM – traditionelle chinesische Medizin

Traditionelle chinesische Medizin (TCM) nennt man die jahrtausendealte Medizin, die in China mündlich und schriftlich überliefert wurde. Immer noch verbindliche Grundlage sind das »Huang Di Nei Jing« (»Des Gelben Kaisers Klassiker der inneren Medizin«), das aus dem 3. Jahrhundert v. Chr. stammt, sowie andere Werke berühmter Ärzte und Qi-Gong-Meister, etwa des Arztes Chao Yuam Fang (7. Jahrhundert n. Chr.), der in einem 50-bändigen Werk auch 400 Qi-Gong-Übungen zur Vorbeugung unterschiedlicher Krankheiten beschreibt. Nach wie vor praktiziert wird das »Spiel der fünf Tiere« des Qi-Gong-Meisters Hua Tuo (141–208 n. Chr.).

Diese Form der Medizin fußt auf den beiden philosophischen Richtungen Daoismus und Konfuzianismus. Sie bietet ein abgeschlossenes System von Diagnose und Therapie, das sich von der westlichen Medizin

Die traditionelle chinesische Medizin besitzt verschiedene Heilmethoden, die sich auch teilweise zur Selbstbehandlung eignen. Die wesentlichen sind: Meditationsübungen, Ernährung nach den fünf Elementen, Bewegung (vor allem Qi Gong und Tai Chi Chuan), Akupunktur bzw. Akupressur, Tuinamassage, Heilkräuteranwendungen.

grundlegend unterscheidet. Die Schulmedizin westlicher Prägung ist stark Yang-betont, d. h., es werden rasch die Symptome behandelt, ohne nach den zugrunde liegenden Ursachen zu suchen. Dort anzusetzen ist Yin-orientiert und Anliegen der TCM.

Die TCM betrachtet Krankheit immer als Störung des ganzen Menschen und nicht nur als Defekt eines einzelnen Organs. Daher muss immer der Mensch als Ganzes behandelt werden. Neben den körperlichen Beschwerden und organischen Veränderungen werden auch die Gefühlsregungen, die geistige Verfassung sowie die Lebensumstände des Patienten in Augenschein genommen und für die Diagnose mit einbezogen.

Nachdem die traditionelle chinesische Medizin im kommunistischen China verpönt war, gibt es heute im Reich der Mitte wieder eine ganze Reihe von Hochschulen für TCM. Die alten Heilkünste sind rehabilitiert – ja, sie werden sogar gefördert. Etwa 60 Millionen Chinesen praktizieren mittlerweile Qi Gong oder auch Tai Chi Chuan, das chinesische »Schattenboxen«.

Das Qi in Fluss halten

Krankheit entsteht nach chinesischem Verständnis durch eine Blockade des Qi-Flusses. Nur wenn die Lebensenergie Qi ungehindert fließen kann, ist der Mensch gesund. Die TCM zielt darauf, krank machende Blockaden von vornherein zu vermeiden bzw. aufzulösen.

Eine Möglichkeit, das Qi zu stärken, sind Qi-Gong-Übungen. Durch regelmäßiges Üben wird im Organismus eine Harmonisierung der polaren Kräfte Yin und Yang erzielt, und die Leitbahnen des Qi, die Meridiane, werden leistungsfähiger bzw. durchlässiger gemacht. »Wenn das Qi üppig ist, vermehrt sich das Blut von selbst«, sagt die TCM. Alle Organfunktionen sowie der Blutkreislauf werden reguliert und normalisiert, ohne dass – wie es bei manchen Sportarten der Fall ist – der Körper übermäßig belastet wird. Vor allem bei chronischen Erkrankungen konnten damit respektable Heilungserfolge erzielt werden. Testreihen chinesischer Kliniken sowie des Instituts für TCM in Beijing (Peking) ergaben die folgenden Heilwirkungen:

▶ Verlangsamung und Vertiefung der Atmung
▶ Senkung des Blutdrucks
▶ Rückbildung von Magengeschwüren
▶ Verbesserung des Blutbilds und Stärkung der Abwehrkräfte
▶ Besserung von Nervenschwäche, Kopfschmerzen, Schwindel, nachlassendem Gedächtnis und nervösen Herzbeschwerden

Die Lebensenergie Qi

Die Lebensenergie Qi ist naturwissenschaftlich nicht nachweisbar – dennoch baut ein ganzes Medizinsystem darauf auf. Qi ist zwar nicht messbar, es ist allerdings spürbar und erfahrbar – bei längerem Üben als Wärmegefühl, als Energie, als Farbe, als Bewegung.

Nach chinesischer Vorstellung gibt es unterschiedliche Arten von Qi: menschliches Qi, Himmels-Qi, Erd-Qi. Auch alle Organe haben eine spezielle Qi-Kraft. Die Menschen kommen schon mit einem bestimmten Quantum an Qi, dem embryonalen Qi, zur Welt – manche mit mehr, manche mit weniger.

▶ Das Qi kann man auffrischen und stärken. Hierzu dienen u. a. die Qi-Gong-Übungen. Zusätzliche Energie kann der Mensch auch aus dem Kosmos erlangen. Himmels-Qi wird über den Atem oder die Haut aufgenommen. Durch die Nahrung oder durch den Kontakt mit der Erde (Natur) wird die Lebenskraft ebenfalls erneuert.

▶ Verbrauchtes Qi kann bzw. muss sogar wieder nach außen abgegeben werden. Wenn der Qi-Fluss blockiert ist, reichert sich negatives Qi im Körper an und kann zu Störungen und Erkrankungen führen.

Die Lebenskraft Qi ist also eingebettet in ein System von Aufnehmen und Abgeben – ein System, das beeinflussbar ist. Qi muss man »nähren«, und man kann lernen, es zu lenken. Eine wesentliche Rolle spielt dabei die Vorstellungskraft Yi.

Qi Gong kann auch als Methode beschrieben werden, das eigene Qi wahrzunehmen, es zu stärken – die TCM spricht hierbei von »nähren« – und es schließlich ganz bewusst an Stellen des Körpers zu lenken, wo es benötigt wird. Qi Gong hat also sehr wenig mit »gymnastischer« Bewegung zu tun, sondern viel eher mit (Bewegungs-) Meditation.

Qi und Yi

▶ Qi kann man als vorgegebene Energie betrachten. Es ist kosmisch und menschlich.

▶ Qi kann aufgenommen und abgegeben werden. Es wirkt direkt auf den Organismus und ist an bestimmten Stellen des Körpers – den Akupunkturpunkten und anderen Speicherorten – besonders präsent.

▶ Yi, die Vorstellungskraft, ist für alle Qi-Gong-Übungen sehr wichtig.

▶ Yi trägt mit dazu bei, über Vorstellungsbilder und meditative Praktiken zu geistiger Ruhe und innerer Harmonie zu gelangen, das Qi zu beeinflussen und es als Teil des Körpers wahrzunehmen.

Meridiane und Akupunkturpunkte

Die Meridiane sind die Leitbahnen, auf denen die Lebenskraft Qi durch den Organismus läuft und bis in jede einzelne Körperzelle vordringt. Eine ungefähre Kenntnis des Meridiansystems ist für Qi-Gong-Übungen sehr nützlich, denn alle Übungen zielen auf eine Verbesserung der Durchlässigkeit der Meridiane und auf die Aktivierung bestimmter Akupunkturpunkte.

Primärmeridiane und Gefäße

Der Dreifache Erwärmer ist kein Organ im Sinn der westlichen Medizin. Als Dreifachen Erwärmer bezeichnet man in der TCM die Einheit von drei Körperhöhlungen: im Brustraum, im Bauchraum und im Unterbauch.

Die TCM unterscheidet Haupt- und Nebenmeridiane. Die Hauptmeridiane unterteilen sich in Primär- und Sekundärmeridiane (Gefäße). Es gibt zwölf paarweise angelegte Primärmeridiane, die den zwölf (chinesischen) Organen zugeordnet sind.

▶ Die so genannten Yang-Meridiane sind: Blasenmeridian, Dickdarmmeridian, Dreifacher Erwärmer, Dünndarmmeridian, Gallenblasenmeridian und Magenmeridian.

▶ Die so genannten Yin-Meridiane sind: Herzmeridian, Herzbeutelmeridian (auch: Perikardmeridian, Kreislauf-Sexualität-Meridian), Lebermeridian, Lungenmeridian, Milzmeridian und Nierenmeridian.

Bei den acht nicht paarigen Gefäßen (chinesisch: Mai) sind das Dienergefäß (Ren Mai) und das Lenkergefäß (Du Mai) wichtig, denn mit dem Ren Mai stehen alle Yin-Meridiane und mit dem Du Mai alle Yang-Meridiane in Verbindung. Wenn der Qi-Kreislauf auf diesen beiden Kanälen ohne Blockade fließt, sind alle Meridiane miteinander verbunden. Dieser optimale Energiefluss wird durch stark meditative Übungen (z. B. den »Kleinen Energiekreislauf«) gefördert.

Beim »Kleinen Energiekreislauf« werden Ren Mai und Du Mai miteinander verbunden. Allein durch die Vorstellungskraft wird das Qi über die »neun Stationen« (neun Energiepunkte) kreisförmig durch den Oberkörper geleitet.

Energiepunkte und Energietore

Auf den Meridianen liegen die Akupunkturpunkte. 361 kennt die klassische Akupunkturlehre. Auch über diese »Reizpunkte« lässt sich der Qi-Fluss im Körper beeinflussen: durch Reiben, Klopfen, Massieren (Akupressur) oder durch Nadelstiche (Akupunktur).

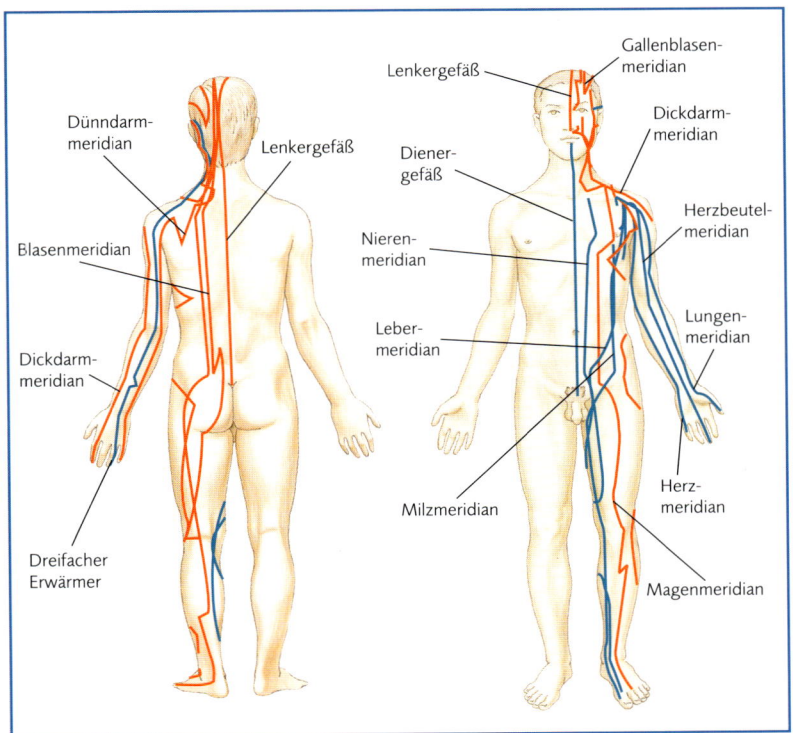

Das Meridiansystem des menschlichen Körpers: Schematische Darstellung der zwölf Hauptmeridiane (hier: nicht paarig) und der zwei wichtigsten Gefäße.

Stimulierung durch Qi-Gong-Kugeln

Beim Qi-Gong-Kugeldrehen – mit den Händen und mit den Füßen – werden einzelne Akupunkturpunkte aller Primärmeridiane stimuliert. Denn alle Meridiane beginnen oder enden in den Extremitäten, also entweder in den Händen oder in den Füßen (siehe auch Seite 26ff.). Daneben gibt es noch spezielle Energiebereiche, die mit Akupunkturpunkten zusammenfallen können, aber nicht unbedingt müssen.

▶ Bei den Händen sind dies vor allem die Lao-Gong-Punkte (Lao Gong = Zentrum der Arbeit oder Palast der Mühen). Sie liegen etwa in der Mitte der Handinnenflächen.

▶ Bei den Füßen werden als besondere Energiesammelpunkte die Yong-Quan-Punkte (Yong Quan = sprudelnde Quelle) stimuliert. Sie befinden sich auf den Ballen der Fußsohlen.

Nicht allein Akupunkturpunkte, auch die Reflexzonen der Hände und der Füße werden durch das Kugeldrehen angeregt.

Dan Tien – Energiespeicher des Qi

Beim Qi-Gong-Kugeldrehen werden Meridiane durchlässig gemacht, indem Akupunkturpunkte bzw. Energiebereiche stimuliert werden – doch das ist noch nicht alles. Der Qi-Fluss steht zusätzlich mit drei besonderen Speicherorten in Verbindung: den drei Dan Tien. Dan Tien (auch: Dan Tian) kann mit »Zinnoberfeld« übersetzt werden. Zinnober (Dan) war früher ein wertvoller Rohstoff; er galt als lebensverlängernd.

▶ Das obere Dan Tien (auch: Stempelhalle) liegt etwa zwischen den Augenbrauen an der Nasenwurzel. Es wird auch als drittes Auge bezeichnet. Dieser Bereich sollte bei den Qi-Gong-Übungen möglichst entspannt und gelöst sein.

▶ Das mittlere Dan Tien befindet sich ungefähr in der Brustkorbmitte. Dieser Bereich sollte sich weit und geöffnet anfühlen.

▶ Das untere Dan Tien (auch: Meer der Energie) ist der wichtigste Speicherort des Qi. Es liegt im Unterbauch, etwa eine Hand breit unter dem Nabel im Körperinneren.

Alle Qi-Gong-Übungen beginnen mit der Einstimmung auf das untere Dan Tien. Am Ende aller Übungen sollte das Qi im unteren Dan Tien auch wieder »gesammelt« werden (siehe dazu Seite 20f.).

Die Lage des unteren Dan Tien ist individuell verschieden. Jeder muss selbst herausfinden, wo dieses Energiezentrum bei ihm genau ist. Der Bereich wird ganz unterschiedlich wahrgenommen; oft fühlt er sich als warmer kleiner Ball an – allerdings erst nach längerem Üben.

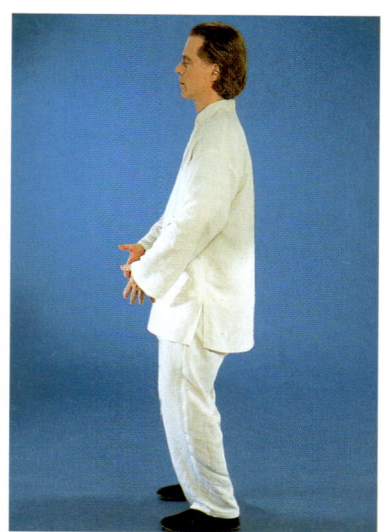
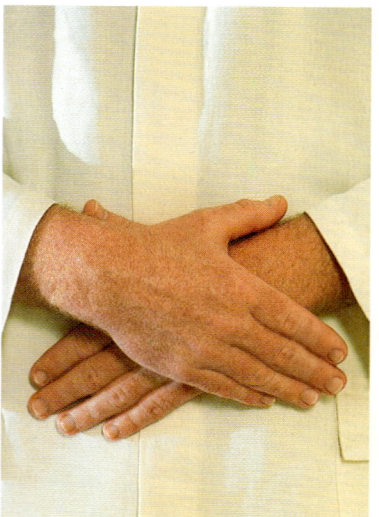

Qi Gong im Stehen (links): Die Wirbelsäule ist »ausgehängt«, das Becken gekippt, die Konzentration liegt auf dem unteren Dan Tien.
»Sammeln« des Qi im unteren Dan Tien (rechts): Bei Männern liegt die linke Hand zuunterst, bei Frauen die rechte.

Yin und Yang

Nach der chinesischen Philosophie ist Dao das große Ganze, in dem die beiden polaren Kräfte Yin und Yang wirken. Diese beiden Kräfte sind einerseits in ständiger Bewegung, andererseits aber immer im Fließgleichgewicht. Reines Yin oder reines Yang gibt es nicht, denn in beiden ist immer schon der Keim des anderen vorhanden – wie es das Yin-Yang-Symbol (siehe Seite 2) symbolisiert.

▶ Yin: Ursprünglich wurde damit die im Schatten liegende Nordseite eines Berges bezeichnet. Yin ist der weibliche Aspekt, Herbst und Winter, Ruhe, Passivität, unten, Kälte, Erde und Wasser.

▶ Yang: Ursprünglich hieß so die sonnige Südseite eines Berges. Yang ist das männliche Prinzip, Sonne, Energie, Aktivität, Frühjahr und Sommer, oben, Wärme, Himmel und Feuer.

Das ständige Wechselspiel von Yin und Yang bedeutet Leben und Gesundheit. Ist dagegen das Gleichgewicht gestört – ist also beispielsweise zu viel Yang im Spiel –, führt dies zu einer Störung bzw. zu einer Krankheit.

Einheit und Polarität

Die Idee des idealen Kräftespiels und -ausgleichs von Yin und Yang liegt auch der traditionellen chinesischen Medizin zugrunde. Beschwerden werden hier immer nach ihrem Yin- oder Yang-Aspekt charakterisiert. Die Meridiane ordnen sich ebenfalls nach Yin- und Yang-Meridianen. Die Körperbereiche oder -seiten sind Yin (z. B. die Innenseite der Schenkel) oder Yang (z. B. die Außenseite der Schenkel).

▶ Ein Beispiel für eine Diagnose der TCM: Schwindelgefühle können beispielsweise mit mangelndem Nieren-Yin zu tun haben, wenn Ohrensausen, Tendenz zur Magerkeit, Mangel an Selbstwertgefühl, Herzklopfen u. Ä. hinzukommen. Die Zunge ist blass und trocken, der Puls »fein«. Mit mangelndem Nieren-Yang können sie dagegen zu tun haben, wenn Schmerzen im unteren Rücken, kalte Füße und Hände, Impotenz u. Ä. bestehen. Die Zungendiagnose lautet dann: blass und feucht; der Puls ist kraftlos.

Nach der TCM sind Krankheiten, die mit Schwäche, Langsamkeit und Kälte einhergehen, Yin-Krankheiten. Beschwerden, die sich durch Stärke, Aktivität und Hitze auszeichnen, sind Yang-Krankheiten. Allerdings können bei einer Yin-Krankheit durchaus Yang-Aspekte auftreten, etwa Koliken, die stechende Schmerzen verursachen. Bei einer Yang-Krankheit (etwa Fieber) können ebenso Yin-Aspekte wie Schwäche oder Gewichtsverlust auftreten.

Grundprinzipien von Qi-Gong-Übungen

Ruhe und Bewegung

Bei allen Qi-Gong-Übungen sind Bewegung und Ruhe harmonisch miteinander verknüpft. Mit Bewegung ist sowohl die äußere Bewegung des Körpers als auch die innere Bewegung des Qi gemeint. Ruhe meint sowohl die Ruhe des äußerlich unbewegten Körpers als auch die innere geistige Ruhe. Die innere Ruhe ist eine der Grundvoraussetzungen des Qi-Gong-Übens. Daher geht den eigentlichen Übungen immer eine entsprechende Einstimmung voraus.

▶ Übungen in Ruhe fördern vor allem die innere geistige Ruhe, lassen den Atem sanfter fließen und stärken das Qi. Dies wirkt sich nicht nur positiv auf das seelisch-geistige Gefüge, sondern auch auf der körperlichen Ebene aus.

▶ Übungen in Bewegung trainieren in erster Linie die Gelenke und Muskeln, stärken Knochen, Sehnen und Bänder. Das verbessert unsere gesamte Konstitution, fördert den Qi-Fluss und lässt in der Folge auch unseren Geist zur Ruhe kommen.

Beide Übungsformen zielen auf eine allgemeine Gesunderhaltung, Stärkung der Konstitution und Heilung von Krankheiten ab.

Bei allen Qi-Gong-Übungen geht es um Aufmerksamkeit, Vorstellungskraft und Bewusstheit. Sie machen aus dem Alltäglichen das Besondere. In gewisser Weise macht uns Qi Gong das, was wir ständig und quasi automatisch tun, wieder stärker bewusst.

Anspannung und Entspannung

Im alltäglichen Leben ist meist erforderlich, dass wir uns anstrengen und somit unter Anspannung stehen. Der Aspekt der Entspannung kommt in der Regel leider viel zu kurz. Das kann so weit gehen, dass sich der Zustand der Anspannung schließlich verfestigt, in körperlicher und geistiger Hinsicht. Entspannung zu erzielen ist einer der Hauptaspekte von Qi Gong, wobei die Übungen in Ruhe die Entspannung noch mehr in den Vordergrund rücken, als es Übungen in Bewegung tun. Wichtig ist jedoch, dass man den Zustand der Entspannung nicht etwa missversteht als Schlaffheit oder Kraftlosigkeit. Auch in der Entspannung sollte noch eine gewisse Festigkeit enthalten sein. Beim Üben muss das rechte Maß zwischen Anspannung und Entspannung gefunden werden. Es sollte uns mit zunehmender Praxis so weit in Fleisch und Blut übergehen, dass wir auch im täglichen Leben den harmonischen Wechsel von An- und Entspannung bewahren können.

Vorstellungskraft und Qi

Beim stillen Qi Gong wird stärker mit der Vorstellungskraft (Yi) gearbeitet als bei Übungen in Bewegung. Die Gedanken werden auf eine bestimmte Körperregion gerichtet, oder man stellt sich ein Bild oder Geschehen vor und sieht es vor seinem geistigen Auge. Zum stillen Qi Gong gehören bereits die Einstimmung vor jeder Übung, die Konzentration auf das untere Dan Tien bzw. das »Sammeln« des Qi im unteren Dan Tien nach jeder Übung. Durch die Kraft der Gedanken wird die Bewegung des Qi beeinflusst; das Qi folgt den Gedanken. Dies ist der stark meditative Aspekt bei Qi Gong.

Die gedankliche Führung des Qi sollte auf möglichst entspannte Weise erfolgen. Es darf kein innerer Druck ausgeübt werden. Man sollte nichts erzwingen, sonst besteht die Gefahr zu verkrampfen. »Man soll denken und nicht denken«, lautet die chinesische Anleitung dazu. Gefordert ist das »absichtslose Denken«. Nur damit wird erreicht, dass Vorstellungskraft und Qi zusammengehen.

Wenn Sie die meditative Komponente beachten, sollten Sie sich von etwaigen Außengeräuschen nicht weiter irritieren lassen. Man sollte sich so in eine Qi-Gong-Übung versenken, dass man »sieht, ohne zu sehen, und hört, ohne zu hören« – wie die Chinesen diesen Zustand der meditativen Versenkung beschreiben.

Was Sie beim Üben beachten sollten

▶ **Ort**

Geeignet ist jeder ruhige Ort. Im Gegensatz zu den eigentlichen Qi-Gong-Übungen können Sie das einfache Kugeldrehen aber eigentlich überall ausführen – sofern Sie nur Handübungen machen. Üben Sie jedoch nicht unter Stromleitungen. Üben Sie auch nicht im Freien, wenn es sehr schwül, sehr windig oder sehr kalt ist.

▶ **Zeit**

Jederzeit. Wählen Sie jedoch einen Zeitpunkt, an dem Sie nicht ständig gestört werden.

▶ **Kleidung**

Die Kleidung sollte bequem und nicht einengend sein.

▶ **Stimmung**

Sie sollten sich wohl fühlen. »Pflichtübungen« bringen höchstens den halben Erfolg.

Das Qi-Gong-Kugeldrehen

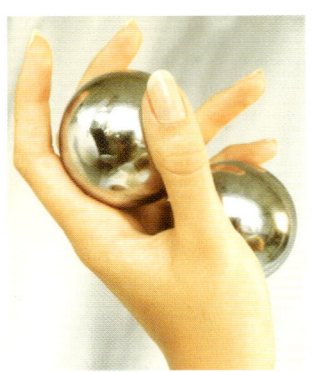

Qi-Gong-Kugeln stimulieren Akupunkturpunkte und Reflexzonen der Hände.

Wer Gefallen an den glänzenden und klingenden Kugeln findet, wird sicherlich immer wieder danach greifen. Und da sich erste Erfolge rasch einstellen – schon heute beherrscht man es besser als gestern –, wächst auch schnell die Befriedigung, die man daraus zieht, ganz abgesehen vom gesundheitlichen Nutzen. Hat man erst einmal erfahren, wie angenehm das Spiel mit den Kugeln sein kann, macht man sich wahrscheinlich auch auf, es als ernsthafte Qi-Gong-Übung zu betreiben (siehe dazu Seite 20ff.). Erst dann handelt es sich um das eigentliche Qi-Gong-Kugeldrehen mit den zum Teil erstaunlich positiven Auswirkungen auf den gesamten Organismus.

Die verschiedenen Kugelarten

In Japan bevorzugt man die hübsch aussehenden massiven Jadekugeln. Jade wird eine beträchtliche Heilkraft zugesprochen. Doch abgesehen von diesem Effekt, erzeugen solche Vollkugeln keinen Klang und vibrieren auch nicht, was aus therapeutischer Sicht weniger nützt.

Die ältesten Quellen, die den Gebrauch von Qi-Gong-Kugeln belegen, stammen aus der Zeit der Han-Dynastie (206 v. Chr.–220 n. Chr.). Damals verwendete man noch keine Metallkugeln, sondern schlicht Walnüsse. Mit den Jahrhunderten entwickelte sich dann ein kunstvolles Spiel daraus und schließlich eine ernst zu nehmende Therapie bzw. ein wirkungsvolles Mittel, gesund und geistig rege zu bleiben.

Im Lauf dieser Entwicklung wichen die einfachen Walnüsse von einst einer ganzen Schar von Kugeltypen. Dazu gehören massive Stein-, Marmor- und Jadekugeln, Hartholzkugeln aus Dattel- oder Pfirsichbaumholz, metallene Hohlkugeln mit einem Glockenklang und kunstfertig verzierte Schmuckkugeln, so genannte cloisonnierte Kugeln, die mit einer speziellen Emailletechnik bearbeitet wurden.

Für besondere Heilzwecke werden heute auch Kugeln mit Stollen (Massage), Kugeln mit Magneteinlagen (Magnetisierung) oder Zwillingskugeln (je zwei Kugeln sind mit einem Griffsteg verbunden, was einen Hanteleffekt ergibt) angeboten. Zudem gibt es die Kugeln in verschiedenen Größen und Gewichten, angefangen bei kleinen und leichten für Kinder und Ungeübte bis hin zu großen, schweren für die Meister im Kugeldrehen.

Die Standardkugeln, die den größten therapeutischen Effekt haben, bestehen aus silber- oder goldfarbigem Metall und erzeugen bei Bewegung einen Glockenklang. Sie haben im Inneren eine zweite Kugel, die über einen Federzapfen rollt.

Yin- und Yang-Kugeln

Alle Qi-Gong-Kugeln werden paarweise geliefert und auch so verwendet. Von speziellen Übungen abgesehen, wo man beispielsweise mit einer Kugel einen bestimmten Akupressurpunkt bearbeitet, übt man immer mit beiden Kugeln gleichzeitig. Die eine Kugel soll das Yin-Prinzip verkörpern, die andere das Yang-Prinzip. Für Kugeln mit Glockenklang gilt: Der höhere, hellere Klang ist der Yang-Klang, der tiefere, dunklere der Yin-Klang. Im Zusammenspiel beider Kugeln entsteht so ein Klanggemisch, das den Ausgleich zwischen Yin und Yang, das harmonische Gleichgewicht zwischen beiden Urprinzipien darstellt.

Die Standardkugeln

Die diesem Buch beigegebenen Standardkugeln sind ideal für Einsteiger. Sie sind sehr robust und überstehen auch einen Fall auf den Boden. Die Standardkugeln für Anfänger haben einen Durchmesser von ca. 45 Millimetern und ein Gewicht pro Stück von ca. 160 Gramm.

Standardkugeln sind auch als Kinderkugeln (Durchmesser ca. 40 Millimeter, Gewicht pro Stück ca. 125 Gramm), als Kugeln für Fortgeschrittene und für Anfänger mit sehr großen Händen (Durchmesser ca. 50 Millimeter, Gewicht pro Stück ca. 220 Gramm) und als Kugeln für Meister (Durchmesser ca. 55 Millimeter, Gewicht pro Stück ca. 280 Gramm) erhältlich.

Pflegetipps

▶ Hüten Sie Ihre Kugeln wie einen kleinen Schatz. Bewahren Sie sie immer in dem mitgelieferten Brokatkästchen auf.
▶ Reinigen Sie die Kugeln mit einem Leder- oder Baumwolltuch. Auch Spülmittel hilft.

▶ Fetten Sie die Kugeln gelegentlich mit etwas Vaseline ein.
▶ Sollte eine Kugel eine Kerbe abbekommen, z. B. nach einem Fall auf einen Steinboden, können Sie sie mit feinem Schmirgelpapier zu glätten versuchen.

Erste Schritte in die Welt des Kugeldrehens

Machen Sie sich zunächst mit den Kugeln vertraut, und finden Sie heraus, wie sie in der Hand liegen und was man alles damit machen kann. Hierfür gelten sechs Grundregeln.

▶ Üben Sie anfangs immer über einer weichen Unterlage (Teppich, Wiese). Denn ein ums andere Mal wird Ihnen eine Kugel einfach aus der Hand rutschen und zu Boden fallen.

▶ Nehmen Sie eine aufrechte, aber entspannte Haltung im Sitzen oder Stehen ein (zur Qi-Gong-Grundhaltung siehe Seite 20f.). Achten Sie darauf, dass Schultern, Nacken und Unterkiefer entspannt sind. Wer in verkrampfter Haltung übt, riskiert zusätzliche Verspannungen.

▶ Nehmen Sie das Kugelpaar in eine Hand, und halten Sie es mit ausgestrecktem, waagrechtem Unterarm – wie zum Herzeigen – nach vorn. Der Oberarm bleibt dabei locker am Körper.

▶ Bewegen Sie die Kugeln nur mit der Finger- und Handmuskulatur, nicht durch Armbewegungen.

▶ Führen Sie alle Übungen abwechselnd sowohl mit der rechten als auch mit der linken Hand aus.

▶ Seien Sie experimentierfreudig, und probieren Sie ruhig einmal etwas Neues aus.

Grundtechnik Kreisenlassen

Nehmen Sie zwei Kugeln so in die Hand, dass die Handfläche dabei nach oben weist. Lassen Sie die beiden Kugeln dann abwechselnd in der linken und der rechten Hand sowohl im als auch gegen den Uhrzeigersinn kreisen. Erfahrungsgemäß fällt das Kreisenlassen der Kugeln in der linken Hand im Uhrzeigersinn am schwersten (für Linkshänder: in der rechten Hand gegen den Uhrzeigersinn). Doch solche Blockaden in der Bewegungssteuerung lassen sich in der Regel schon mit wenig Übung ausmerzen. Das Kugeldrehen gegen den Uhrzeigersinn werden Sie schnell selbst herausfinden. Für das Drehen im Uhrzeigersinn einige Tipps.

Da das Kugeldrehen in gleicher Weise mit der linken und der rechten Hand betrieben wird, wird eine Harmonisierung der beiden Gehirnhälften erreicht. (Je eine Gehirnhälfte steuert eine Hand.) Dieses als Hemisphärensynchronisation bekannte Geschehen im Gehirn ist von weit reichender Bedeutung. Es stärkt die Fähigkeiten beider Gehirnhälften. Und indem man dadurch auch beide Gehirnhälften harmonisiert, finden unsere verstandes- und gefühlsbetonten Wesensteile zu einem gesunden Gleichgewicht.

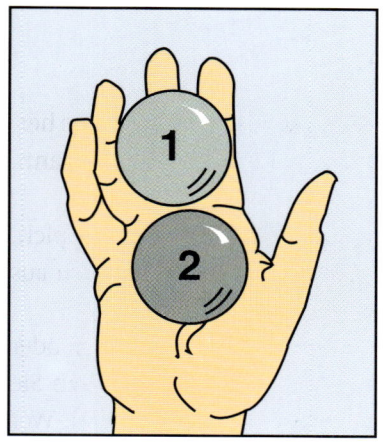 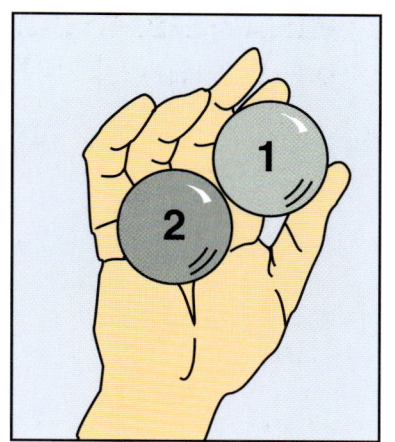

Kugeldrehen im Uhrzeigersinn mit der rechten Hand: links die Ausgangsstellung, rechts die Fingerpositionen im Moment des Kreisens.

▶ **Kugeldrehen im Uhrzeigersinn:** In der Ausgangsstellung liegt Kugel 1 auf den leicht gespreizten Fingern und Kugel 2 auf der Handfläche. Heben Sie Kugel 1 mit Mittel- und Ringfinger an. Senken Sie dann den Zeigefinger etwas, und drücken Sie nun die Kugel mit Mittel- und Zeigefinger zum Daumen. Beim Kontakt der Kugel mit dem Daumen senken Sie die restlichen Finger etwas, so dass Kugel 2 nun aus der Handfläche nach vorn zu den Fingern rollt. Ungefähr gleichzeitig drücken Sie mit dem Daumen Kugel 1 nach links in Richtung Handgelenk und Kugel 2 mit Ring-, Mittel- und (minimal später) Zeigefinger zum Daumen hin (siehe Abbildungen oben).

Variationen

Sobald man die Kugeln mit angewinkeltem Unterarm sicher kreisen lassen kann, sollte man zu anderen Armhaltungen übergehen.

▶ Lassen Sie die Kugeln in einer Hand mit nach vorn ausgestrecktem Arm kreisen.

▶ Versuchen Sie es mit dem nach einer Seite ausgestreckten Arm.

▶ Auch mit dem hinter den Rücken geführten Arm ist dies möglich. Fortgeschrittene üben mit mehreren Kugelpaaren.

▶ Lassen Sie in einer Hand drei oder mehr Kugeln kreisen.

▶ In jeder Hand kreisen zwei Kugeln – in der rechten Hand im Uhrzeigersinn, in der linken gegen den Uhrzeigersinn bzw. umgekehrt.

Versuchen Sie bitte nicht gleich, den Weltrekord im Kugeldrehen zu erreichen. Bis man das Kugelpaar wirklich rasch in einer Hand kreisen lassen kann, bedarf es schon einiger Trainingszeit. Ziel ist es, die Kugeln so kreisen zu lassen, dass sie sich nicht berühren.

Grundtechnik Kugelgreifen und Kugelfangen

Greifübungen stellen eine Grundtechnik dar, die die Koordinationsfähigkeit trainiert. Am besten beginnen Sie mit einer Hand. Wenn Sie die Technik beherrschen, machen Sie die Übung mit beiden Händen gleichzeitig.

▶ **Kugelgreifen und Kugelfangen:** Sie halten eine Kugel in der rechten Hand. Dann lassen Sie sie los, greifen aber blitzschnell mit derselben Hand wieder zu. Der Handrücken weist dabei immer nach oben (siehe Abbildungen unten).

Grundtechnik Übereinanderrollen

Bei dieser Technik wird eine Kugel über die andere hinweggerollt, genauer: darüber hinweggehoben – oder es wird eine Kugel unter der anderen hindurchgeschoben.

▶ **Übereinanderrollen der Kugeln:** Die Kugeln liegen für das Übereinanderrollen nebeneinander auf der Handfläche (siehe Abbildungen auf Seite 17). Die Finger sind etwas gespreizt. Senken Sie den kleinen Finger und den Ringfinger etwas ab, und heben Sie mit Daumen und Zeigefinger die Kugel 1 an. Senken Sie, wenn Kugel 1 über Kugel 2 liegt, den Mittelfinger ab, und schieben Sie mit dem Ringfinger Kugel 2

Schon in der Song-Zeit (10. Jahrhundert) wurden die Qi-Gong-Kugeln verwendet, um die Geschicklichkeit und damit die geistige Leistungsfähigkeit zu erhöhen. Seit jeher gilt in China der Satz: »Geschicklichkeit und Gescheitsein sind ein Paar Schuhe.«

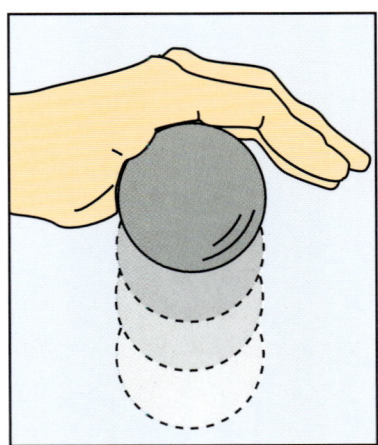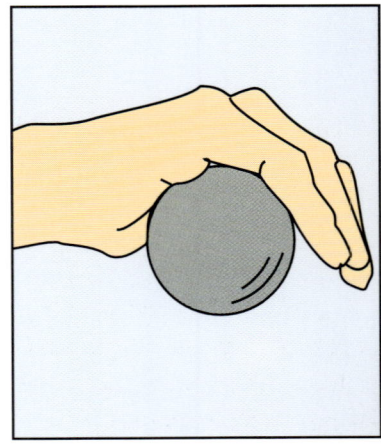

Beim Kugelgreifen und -fangen wird der Handgriff gelockert, bis die Kugel anfängt zu fallen (links). Dann wird blitzschnell wieder zugegriffen (rechts).

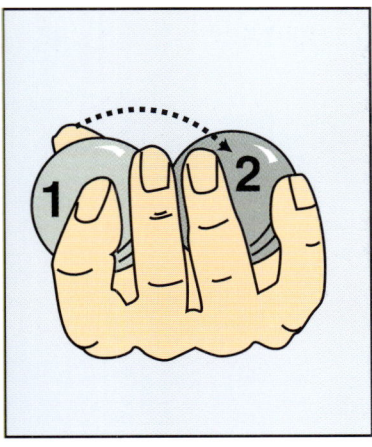 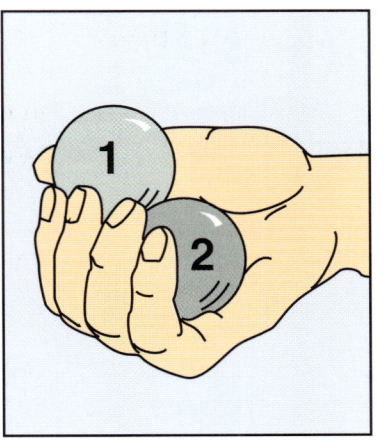

Übereinanderrollen: Die Kugeln liegen nebeneinander in der gespreizten Hand (links). Daumen und Zeigefinger heben Kugel 1 über Kugel 2 (rechts).

in Richtung Daumen, während Sie gleichzeitig mit Daumen und Zeigefinger Kugel 1 weiterbefördern. Nutzen Sie den Handballen als Gegenlager, doch achten Sie bitte auf Folgendes: Ihr Arm ist immer nach vorn ausgestreckt und (möglichst) ruhig. Gerade am Anfang ist man versucht, mit Arm und Oberkörper heftig mitzuarbeiten.

▶ **Untereinanderrollen der Kugeln:** Jetzt machen Sie quasi die Umkehrbewegung zu oben, indem Sie Kugel 1 unter Kugel 2 durchrollen lassen. Dabei heben Sie Kugel 2 (die an der Handkante liegende Kugel) mit dem kleinen Finger und dem Ringfinger an, während Sie mit dem Daumen Kugel 1 in Richtung Handkante drücken. Kugel 2 rollt dabei über Kugel 1 daumenwärts.

Variationen

Wenn Sie im Rollen der Kugeln sicher sind, sollten Sie zunächst auf die richtige Arm-Hand-Haltung achten. Wenn Sie diese beherrschen, können Sie Folgendes ausprobieren.

▶ Rollen Sie die Kugeln, und machen Sie einen Schritt nach vorn; dabei atmen Sie ein.

▶ Rollen Sie die Kugeln ohne Unterbrechung weiter, während Sie den zweiten Schritt nach vorn machen und dabei ausatmen. Mit dem nächsten Schritt atmen Sie wieder ein. So können Sie – nach weiterer Übung – auch spazieren gehen.

Die richtige Arm- und Handhaltung beim Kugeldrehen: Der Unterarm ist waagrecht ausgestreckt, die Handfläche zeigt nach oben. Arm und Hand bilden eine gerade Linie, das Handgelenk ist nicht abgeknickt. Sie können aber am Anfang – vor allem beim Übereinander und Untereinanderrollen der Kugeln – schon mal die Hand nach unten abwinkeln.

Um die Kugeln springen zu lassen, heben Sie Ring- und Mittelfinger ruckartig an.

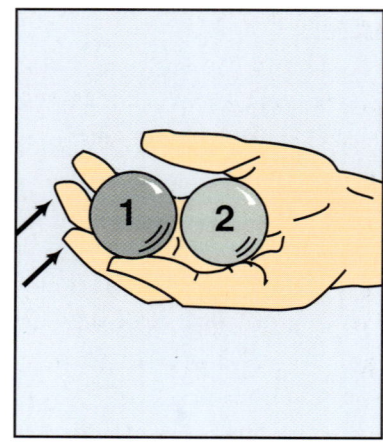 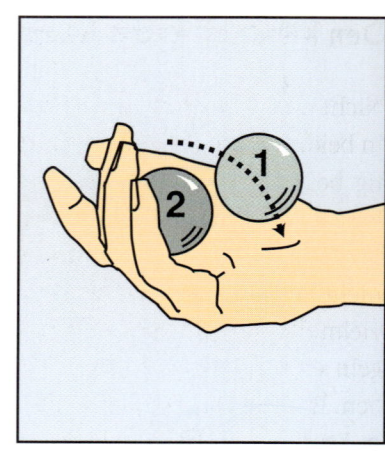

Grundtechnik Springenlassen

Das Springenlassen geht am Anfang meist daneben. Die geworfene Kugel landet auf dem Boden – hoffentlich auf einer weichen Unterlage. Das sollte Sie nicht entmutigen. Versuchen Sie es einfach wieder, erzwingen Sie allerdings nichts.

▶ **Springenlassen der Kugeln:** In der Ausgangsstellung liegt Kugel 1 auf den Fingern (zwischen Ring- und Mittelfinger) und Kugel 2 auf der Handfläche. Mit Schwung heben Sie Ring- und Mittelfinger an, so dass Kugel 1 über Kugel 2 »geworfen« wird. Kugel 1 »fangen« Sie quasi mit der hinteren Handfläche auf. Kugel 2 rollt dabei unter Kugel 1 durch nach vorn auf die Finger (siehe Abbildungen oben).

Übrigens: Bei dieser Technik dürfen Sie Hand und Arm mit dem Stoß der Finger auch nach oben heben, um die Kugeln besser führen zu können.

Alle Übungen sind hier für die rechte Hand abgebildet, aber Sie sollten sie natürlich auch mit der linken Hand durchführen. Erst dann werden die beiden Gehirnhälften harmonisch angeregt.

Variationen

Wenn Sie das Springenlassen der Kugeln beherrschen, können Sie dies mit einer Gleichgewichtsübung kombinieren.

▶ Gehen Sie jeweils beim Hochwerfen der Kugel auf die Zehenspitzen.

▶ Versuchen Sie, beim Springenlassen der Kugeln zu gehen. Bei jedem Schritt nach vorn werfen Sie die eine Kugel über die andere.

Den Klangeffekt der Kugeln nutzen

Nicht nur die Fähigkeit, die Kugeln zunehmend schneller in einer oder in beiden Händen rotieren zu lassen oder beim Kugeldrehen gleichzeitig bestimmte Bewegungen auszuführen, hat ihren Reiz – auch der leise Klang der Kugeln hat einen therapeutischen Effekt.

Im fortgeschrittenen Stadium des Kugeldrehens sollten die Kugeln nicht mehr hart aneinander stoßen und laute Klänge erzeugen. Ziel ist vielmehr, dass die kleinen Klangkugeln im Inneren der Qi-Gong-Kugeln eine sanfte rhythmische Lautbegleitung zu den Übungen ergeben. Probieren Sie für den Anfang einmal Folgendes aus.

▶ Lauschen Sie zunächst ganz bewusst auf die unterschiedlichen Klänge, die die Kugeln je nach Bewegungsimpuls und Reibungsintensität erzeugen.

▶ Versuchen Sie, das Klicken, das die Kugeln anfänglich beim Aneinanderprallen unweigerlich erzeugen, in einen Rhythmus zu bringen.

▶ Richten Sie Ihr Augen- bzw. Ohrenmerk darauf, welche unterschiedlichen Klangfarben die Kugeln im Zusammenspiel annehmen können. Achten Sie darauf, ob es mehr Yang (hoher Ton) oder mehr Yin (tieferer Ton) ist.

Klang und Entspannung

Klänge haben bekanntermaßen Auswirkungen auf unsere Psyche. Die westliche Musiktherapie etwa will mit Musik bzw. Tönen seelische Verletzungen heilen. Klänge haben aber auch eine Auswirkung auf unseren Körper. In China wurde dies sehr früh erkannt, und es wurden spezielle Lautübungen (»heilende Laute«) entwickelt. Sie sind Bestandteil der Qi-Gong-Therapie. Dabei werden bestimmte Töne, verbunden mit einer entsprechenden Atemtechnik, erzeugt, die das Qi in ganz bestimmten Organen bzw. Körperbereichen ansprechen. Auf diese Weise wird blockiertes Qi wieder zum Fließen gebracht; die sofort einsetzende Wirkung ist angenehme Entspannung.

Auch die klingenden Qi-Gong-Kugeln haben diesen das Qi anregenden Effekt. Über die Ohren werden Impulse ans Gehirn gegeben, die von dort direkt auf das vegetative Nervensystem wirken.

Yin- und Yang-Aspekte bei den Kugeln: Durch langes, schnelles Drehen der Kugeln und bei hoher Handhaltung stärken Sie Yang. Bei kurzem, langsamem und spielerischem Kugeldrehen mit niedriger Handhaltung wird Yin betont. Probieren Sie dies einmal aus, und achten Sie dabei auch auf den Klang der Kugeln.

Qi-Gong-Kugelübungen

Besonders wichtig – Anfang und Ende

Bevor man das Kugeldrehen mit Qi-Gong-Übungen kombiniert, sind zwei Punkte zu beachten.

▶ Zum einen sollte man das Kreisenlassen der Kugeln so weit beherrschen, dass man mit jeder Hand wenigstens eine Drehrichtung sicher ausführen kann. Wer noch ständig Angst haben muss, dass ihm die Kugeln entgleiten könnten, wird kaum die innere Ruhe aufbringen, die für jede Qi-Gong-Übung unabdingbare Voraussetzung ist. Verspannungen könnten leicht die Folge sein.

▶ Zum anderen sollte man die Qi-Gong-Grundhaltung und das abschließende »Sammeln« des Qi schon eingeübt haben, bevor man die Übungen mit Kugeln kombiniert. Am besten wäre es, wenn man schon Erfahrungen mit Qi-Gong-Übungen gemacht und das Wesen dieser Übungen verinnerlicht hat. Denn das Ziel ist ein harmonisches Zusammenspiel, ein selbstverständliches Ineinanderfließen von geeigneten Qi-Gong-Übungen und Kugeldrehen. Jedes verkrampfte Bemühen ist da fehl am Platz. Das Hauptaugenmerk sollte auf dem Beobachten und Erspüren unseres Körpers, unserer Empfindungen und Bewegungen liegen und weniger auf der Gestaltung der einzelnen Bewegungen und Körperhaltungen. Alles sollte »wie von selbst« geschehen. Im Idealfall sollten wir nach längerem, regelmäßigem Üben nur noch Zuschauer unseres eigenen Tuns sein.

Grundhaltung – zu Beginn jeder Übung

1 Stehen Sie mit parallelen Füßen, die Füße etwa schulterbreit auseinander gestellt. Das Gewicht ist gleichmäßig auf beide Füße verteilt. Die Knie sind leicht gebeugt, und das Becken ist leicht nach hinten gekippt, so dass das Steißbein senkrecht zur Erde weist (Hohlkreuz vermeiden!). »Hängen« Sie die Wirbelsäule »aus«, d. h., gehen Sie Wirbel für Wirbel durch, bis Sie das Gefühl haben, dass Ihre Wirbelsäule eine durchlässige gerade Linie bildet – vom Steißbein bis zur höchsten Stelle des Kopfes, dem Scheitelpunkt (siehe Seite 8, linkes Foto).

Die Grundhaltung können Sie auch im Sitzen oder Liegen einnehmen. Wichtig ist beim Sitzen die gerade aufgerichtete Wirbelsäule; die Knie sollten nicht höher sein als die Hüftgelenke – unabhängig davon, ob Sie auf einem Stuhl oder auf dem Boden sitzen. Auf dem Rücken liegend sind die Beine locker ausgestreckt oder leicht angewinkelt mit flach aufgesetzten Füßen. Wichtig ist immer, einen Zustand der größtmöglichen Entspannung zu erreichen.

2 In jeder Hand halten Sie eine Kugel. Die Handrücken weisen dabei nach vorn; die Arme hängen locker herab und kleben nicht am Oberkörper. Stellen Sie sich vor, dass sich unter Ihren Achseln kleine Luftballons befinden.

3 Blicken Sie mit leicht geschlossenen Augenlidern vor sich hin. Der Blick sollte nichts fixieren.

4 Konzentrieren Sie sich zunächst auf das obere Dan Tien, das »dritte Auge« zwischen den Augenbrauen, und entspannen Sie diesen Bereich (siehe zu den drei Dan Tien Seite 8).

5 Dann lenken Sie Ihre Aufmerksamkeit über Nacken und Schultern abwärts und konzentrieren sich auf das mittlere Dan Tien. Der Brustbereich sollte vom Gefühl her weit und offen sein.

6 Zuletzt richten Sie Ihre Vorstellungskraft ganz auf das untere Dan Tien, das Zentrum der Energie.

7 Wenn Sie die Welle der Entspannung spüren, beginnen Sie jeweils mit den Kugelübungen.

»Sammeln« des Qi – zum Abschluss jeder Übung

1 Am Ende jeder Übung – egal, wie viele Übungen Sie kombinieren – begeben Sie sich wieder in die Grundhaltung, mit parallel und schulterbreit auseinander stehenden Füßen.

2 Dann legen Sie beide Hände übereinander auf das untere Dan Tien – die Kugeln nach wie vor in den Händen haltend. Frauen legen die linke auf die rechte Hand, Männer die rechte auf die linke Hand. Spüren Sie der Energie in diesem Bereich nach.

Während der Grundhaltung sollten Sie durch die Nase atmen. Der Mund ist entspannt, die Lippen sind sanft geschlossen. Die Zungenspitze liegt hinter den oberen Schneidezähnen bzw. etwas höher am Gaumen. Achten Sie auf Ihren Atem. Er sollte ganz natürlich ein- und ausströmen.

Das »Sammeln« des Qi ohne Kugeln ist auf Seite 8, rechtes Foto, abgebildet. Wenn Sie noch keinerlei Erfahrung mit Qi Gong haben, ist es sinnvoll, die Grundhaltung und das »Sammeln« des Qi zunächst ohne Kugeln zu üben.

Das innere Lächeln

▶ Im Zusammenhang des »dritten Auges« wird oft vom inneren Lächeln gesprochen. Es ist damit kein bewusstes, mimisches Lächeln gemeint, sondern ein Gesichtsausdruck, der durch völliges Gelöstsein entsteht.

▶ Das innere Lächeln erreichen Sie am besten, wenn Sie das obere Dan Tien, den Punkt zwischen den Augenbrauen, entspannen. Versuchen Sie, die tiefste innere Schicht dieses Bereichs zu »öffnen«.

»Wecken« des Qi mit Kugeldrehen

▶ Stehen Sie in der Grundhaltung (siehe Seite 20f.), jede Hand hält eine Kugel. »Hängen« Sie die Wirbelsäule »aus«. Konzentrieren Sie sich auf das untere Dan Tien.

▶ Wenn Sie das Gefühl der Entspannung haben, führen Sie – möglichst langsam – die ausgestreckten Arme nach vorn bis etwa auf Schulterhöhe. Die Ellbogen werden dabei nicht gebeugt, die Arme sind weit ausgestreckt, allerdings nicht ganz durchgestreckt. Die Handrücken zeigen nach oben, die Hände umgreifen locker und unverkrampft die Kugeln.

Variante: Fortgeschrittene kombinieren diese Bewegung mit dem Einatmen.

▶ Wenn Sie am höchsten Punkt (ca. Schulterhöhe) der Armbewegung nach vorn angekommen sind, gehen Sie möglichst »fließend« in die Gegenbewegung über: Senken Sie die Arme langsam ab.

Variante: Fortgeschrittene kombinieren diese Bewegung mit dem Ausatmen und öffnen die Finger leicht nach vorn (siehe Kugelgreifen, Seite 16), ohne die Kugeln fallen zu lassen.

▶ Bleiben Sie bewusst in der Grundposition im Stehen. Dann nehmen Sie beide Kugeln in eine Hand und lassen sie mit angewinkeltem Unterarm abwechselnd in der linken und rechten Hand kreisen (zur Technik des Kreisenlassens siehe Seite 14f.). Im Unterschied zum lediglich spielerischen Umgang mit den Kugeln sind Sie sich jetzt Ihres gesamten Körpers beim Kugeldrehen bewusst, was allen Funktionen Ihres Organismus zugute kommt.

▶ Die Übung endet mit dem »Sammeln« des Qi (siehe Seite 21).

Aktivieren Sie vor jeder Übungsfolge das untere Dan Tien. Auch einzelne Übungsabschnitte (Kugeldrehen oder das Übereinanderrollen von Kugeln mit der rechten Hand bzw. mit der linken Hand, im Uhrzeigersinn bzw. gegen den Uhrzeigersinn usw.) können Sie damit voneinander abheben.

»Bewegtes Stehen« mit Kugeldrehen

▶ Stehen Sie in der Grundhaltung. Entspannen Sie sich bewusst vom Kopf über die Schultern bis hin zu den Beinen. Lenken Sie Ihre Wahrnehmung auf Ihr unteres Dan Tien unterhalb des Bauchnabels.

▶ Erst nach dieser Einstimmung nehmen Sie die Kugeln zur Hand. Nehmen Sie wieder die Grundposition im Stehen ein, und wiegen Sie sich nun sanft hin und her, indem Sie das Gewicht einmal mehr auf die Fersen und dann mehr auf die Ballen verlagern. Die Bewegung sollte – wie immer bei Qi-Gong-Übungen – nicht abrupt, sondern »fließend« erfolgen. Dabei drehen Sie die Kugeln in einer Hand mit angewinkeltem Unterarm.

Variante: Mit zunehmender Praxis können Sie zu schnelleren Kugelbewegungen übergehen.

▶ Vor jedem Handwechsel sollten Sie das »bewegte Stehen« ausklingen lassen, kurz in die Grundstellung gehen und Ihre Aufmerksamkeit zum unteren Dan Tien lenken. Dann drehen Sie die Kugeln mit der anderen Hand.

Variante für Fortgeschrittene: Sie üben mit zwei Kugelpaaren, ein Paar in jeder Hand, und unterbrechen das »bewegte Stehen« nicht.

▶ Vergessen Sie am Ende der Übung nicht, das Qi im unteren Dan Tien zu »sammeln«, indem Sie für ein paar Minuten Ihre Hände unterhalb des Nabels übereinander auf den Bauch legen und Ihr Bewusstsein in diesen Teil des Körpers lenken.

Variante: Stellen Sie sich vor, wie Ihre Füße »Wurzeln schlagen«. Visualisieren Sie dazu einen Baum, dessen Hauptwurzeln metertief in die Erde gehen. Spüren Sie, wie Ihre Beine schwer werden und wie die Füße in den Boden einsinken.

Exkurs – untere Fülle, obere Leere

Nach chinesischer Vorstellung soll die Kraftverteilung im Körper unten fest (Shi) und oben leicht (Xu) sein. Als Grenze zwischen unten und oben gilt etwa die Höhe des Nabels. Unterhalb des unteren Dan Tien in Bauch und Beinen sollte man so schwer und solide wie ein Baum sein, der fest verwurzelt in der Erde ruht. Oberhalb des unteren Dan Tien sollte man so leicht und luftig sein wie die Zweige und Äste eines Baums, die zum Himmel emporstreben.

Bei vielen Krankheitsbildern unserer Zeit und auch im Alter verhält es sich oft genau umgekehrt: Der Unterkörper ist leicht, und man ist schwach und wackelig auf den Beinen. Kopf, Hals und Schultern sind dagegen schwer und vor allem angespannt. »Kopflastig« ist unser Aus-

Nicht vergessen: Die Kugeln sollten sowohl im Uhrzeigersinn als auch gegen den Uhrzeigersinn gedreht werden – jeweils mit beiden Händen. Nur so erreichen Sie eine optimale Wirkung in Bezug auf die Anregung der Gehirntätigkeit und die Stimulierung der Akupunkturpunkte beider Hände.

Das Qi-Gong-Kugeldrehen wird in China auch als Freude der Alten bezeichnet. Tatsächlich werden Qi-Gong-Übungen im Alter immer wichtiger. Das Faszinierende ist, dass auch sehr alte Menschen mit Qi Gong beginnen können und durch ständiges Üben erstaunliche körperliche und geistige Verbesserungen erreichen können.

druck dafür. Allein schon durch die Grundposition im Stehen (siehe Seite 20f.), die einfachste Qi-Gong-Übung, lässt sich dieser Mangel beheben. Regelmäßig geübt führt sie zu einer anderen Haltung.

Durch Qi-Gong-Übungen und durch Tai Chi Chuan werden die »Wurzeln« gestärkt, der Oberkörper hingegen soll losgelassen werden. »Stehen wie ein Baum« ist eine weitere Grundübung des Qi Gong, mit der man dies erreicht (siehe die Variante zum Abschluss des »bewegten Stehens«, Seite 23). Wer unten fest ist, braucht sich um die obere Leichtigkeit nicht weiter zu bemühen. Sie ergibt sich von selbst. Wer Leichtigkeit und Leere im oberen Bereich des Körpers verwirklicht hat, zeichnet sich übrigens durch gutes Hör- und Sehvermögen sowie durch klares Denken aus. Die untere Fülle drückt sich durch einen festen Gang sowie durch Schwung und Elan im alltäglichen Leben aus.

Unser Tipp

Wenn Sie sich durch die hier vorgestellten einfachen Übungen angeregt fühlen, sollten Sie einen Qi-Gong- oder Tai-Chi-Chuan-Kurs besuchen. Es ist sinnvoll, sich das korrekte Stehen, Gehen und Bewegen von einem Qi-Gong-Meister zeigen zu lassen, um zu den tiefer liegenden Dimensionen dieser uralten Heillehre vorzustoßen.

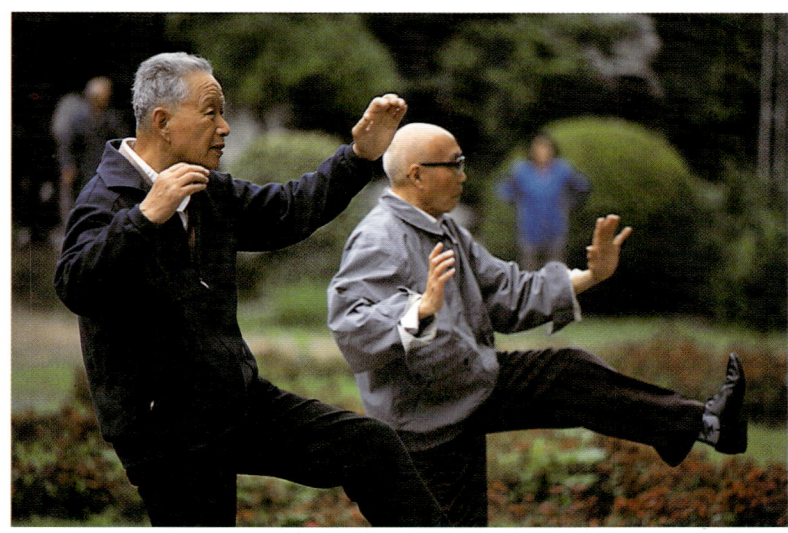

Tai Chi Chuan, das chinesische »Schattenboxen«, ist eine Art Bewegungsmeditation. Man kann einzelne Figuren oder auch die ganze Form mit den Qi-Gong-Kugeln üben.

»Den Himmel stützen« und »die Erde stärken«

Zum Abschluss der Kombination von Qi-Gong-Übungen mit den Kugeln soll eine Übung aus dem »Ba Duan Jin«, den »Acht edlen Übungen«, stehen: die »Dritte edle Übung«. Sie wirkt regulierend auf den gesamten Verdauungstrakt und stärkt Sehnen, Muskeln und Bänder. Wichtig ist, dass Sie bei dieser Übung nicht in Versuchung kommen, die Schultern hochzuziehen und sich so zu verspannen.

▶ Stehen Sie in der Grundhaltung. Entspannen Sie sich bewusst vom Kopf über die Schultern bis hin zu den Beinen. Lenken Sie Ihre Wahrnehmung auf das untere Dan Tien.

▶ Die Arme hängen locker neben dem Körper herab. In jeder Hand halten Sie eine Kugel. Drehen Sie nun die Hände, so dass die Handflächen mit den Kugeln nach oben zeigen. Führen Sie die Arme locker in einer kreisförmigen Bewegung nach vorn, und heben Sie sie bis auf Brusthöhe. Dann drehen Sie die Hände wieder, so dass die Handflächen mit den umgriffenen Kugeln nach unten zeigen.

Variante für Fortgeschrittene: Während dieser Aufwärtsbewegung atmen Sie ein.

▶ Der linke Arm dreht nun in einer leichten Kreisbewegung nach außen und oben, bis über die Höhe des Kopfes hinaus (»den Himmel stützen«). Die Handfläche ist schräg nach oben außen gedreht (bitte nicht die linke Schulter hochziehen!). Gleichzeitig senkt sich der rechte Arm kreisförmig nach unten außen, die Handfläche zeigt und »drückt« nach unten (»die Erde stärken«).

Variante für Fortgeschrittene: Bei dieser Bewegung atmen Sie aus.

▶ Führen Sie den linken Arm wieder etwas kreisförmig und langsam nach unten. Die linke Hand dreht dabei einwärts, bis die Handfläche zum Boden zeigt. So kommen Sie in die Ausgangsstellung zurück.

Variante für Fortgeschrittene: Bei der Abwärtsbewegung bis zur Brustmitte wird eingeatmet, danach ausgeatmet.

▶ Dann lassen Sie die Arme wieder bis auf Brusthöhe steigen, stützen nun aber mit der rechten Hand den Himmel, während die linke die Erde stärkt. In diesem Wechsel machen Sie die Übung jeweils fünfmal.

▶ Die Übung endet mit dem »Sammeln« des Qi (siehe Seite 21).

Mit dem Üben aussetzen sollten Personen, die eine akute Entzündung oder Fieber haben. Durch die Anregung des Qi-Flusses könnte sich der Entzündungsherd weiter über den Körper ausbreiten. Nicht geübt werden darf auch bei starken Schmerzen.

Atmen Sie bei den Übungen zunächst in dem für Sie natürlichen Atemrhythmus. Erzwingen Sie die hier angegebene Atmung für Fortgeschrittene bitte nicht. Erst wenn Sie die Übung beherrschen, sollten Sie sie mit dem Atem kombinieren.

Akupressur mit Kugeln

Viele Menschen empfinden es als wohltuender, sich Akupressurpunkte mit einer Qi-Gong-Kugel zu massieren als mit der bloßen Hand. Dieser Einsatz der Kugeln ist auch für eine Partnermassage geeignet. Ob Selbst- oder Partnermassage – es gelten die folgenden Regeln.

▶ Meist wird mit einer Kugel massiert. Bei bestimmten Massagen oder bei der Partnermassage kann auch mit zwei Kugeln – etwa rechts und links entlang der Wirbelsäule – massiert werden.

▶ Wärmen Sie die Kugeln zunächst etwas an, indem Sie sie zwischen beiden Händen drehen – damit aktivieren Sie bereits Akupressurpunkte Ihrer Hände.

▶ Rollen Sie während einer Massage die Kugel(n) immer mit der flachen Hand. Die Kugel darf nicht geschoben werden.

▶ Drücken Sie nicht zu stark. Und reagieren Sie bei einer Partnermassage sensibel auf die Rückmeldung des Massierten.

Stimulierung der Fußpunkte

Fußakupressur bzw. Fußübungen werden am besten mit nackten Füßen durchgeführt. Empfehlenswert ist auch eine weiche Unterlage auf dem Boden. An den Füßen finden sich Endpunkte des Magenmeridians, des Blasenmeridians und des Gallenblasenmeridians sowie Ausgangspunkte des Milzmeridians, des Nierenmeridians und des Lebermeridians (siehe Abbildung auf Seite 27). Als zusätzliche Energiebereiche akupressieren Sie an den Füßen immer auch die Yong-Quan-Punkte, die sich auf den Fußballen befinden.

▶ Setzen Sie sich mit aufrechtem Oberkörper entspannt auf einen Stuhl, so dass Unterschenkel und Oberschenkel einen rechten Winkel bilden. Legen Sie eine Kugel unter einen Fuß, und rollen Sie längs und quer darauf hin und her. Wechseln Sie dann den Fuß.

▶ Verstärken und verringern Sie den Druck.

▶ Nehmen Sie nun unter jeden Fuß eine Kugel, und rollen Sie sie vorwärts und rückwärts sowie im Kreis. Lassen Sie die Kugeln im Uhrzeigersinn und gegen den Uhrzeigersinn kreisen.

Sowohl an den Füßen als auch an den Händen verzweigen sich einige Meridiane bzw. verbinden sich mit anderen Meridianen. Ein Beispiel: Der Gallenblasenmeridian endet auf der äußeren Seite der vierten Zehe. Ein kleiner Ast läuft quer über den Fuß zur großen Zehe und trifft dort mit dem Lebermeridian zusammen, der an der Spitze der großen Zehe beginnt. Zudem beginnt an der Innenseite der großen Zehe auch der Milzmeridian.

Variante: Mit einem zweiten Kugelpaar können Sie parallel zu den Fußübungen auch Handübungen machen. Fortgeschrittene lassen die Kugeln an den Füßen im Uhrzeigersinn kreisen, die Kugeln in den Händen entgegen dem Uhrzeigersinn.

Stimulierung der Handpunkte

An den Händen finden sich Endpunkte des Lungenmeridians, des Herzmeridians und des Herzbeutelmeridians sowie Ausgangspunkte des Dickdarmmeridians, des Dünndarmmeridians und des Dreifachen Erwärmers (siehe Abbildung unten). Als zusätzliche Energiebereiche akupressieren Sie an den Händen immer auch die Lao-Gong-Punkte, die sich etwa in der Mitte der Handinnenflächen befinden. Mit den bereits genannten Grundtechniken des Kugeldrehens (siehe dazu Seite 14ff.) stimulieren Sie diese Punkte. Hier noch zwei Übungen.

▶ Nehmen Sie eine Kugel zwischen beide Handflächen, und versuchen Sie, die Kugel zusammenzupressen. Rollen Sie die Kugel dabei ein wenig hin und her.

▶ Legen Sie beide Kugeln auf eine weiche Unterlage, und pressen Sie – mit leichtem, dann stärkerem Druck – die Handinnenflächen darauf.

Bei den Händen treffen sich am kleinen Finger und am Ringfinger jeweils zwei Meridianleitbahnen: am kleinen Finger Herzmeridian und Dünndarmmeridian, am Ringfinger Dreifacher Erwärmer und ein Ausläufer des Herzbeutelmeridians.

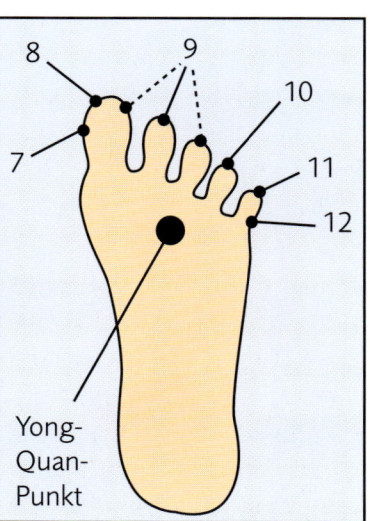

Ausgangs- (A) und Endpunkte (E) von Meridianen:
1 Herzmeridian (E)
2 Dünndarmmeridian (A)
3 Dreifacher Erwärmer (A)
4 Herzbeutelmeridian (E)
5 Dickdarmmeridian (A)
6 Lungenmeridian (E)
7 Milzmeridian (A)
8 Lebermeridian (A)
9 Magenmeridian (E)
10 Gallenblasenmeridian (E)
11 Blasenmeridian (E)
12 Nierenmeridian (A)

Lao-Gong-Punkt

Yong-Quan-Punkt

Exkurs – Stimulierung der Reflexzonen

Mit den Qi-Gong-Kugeln werden nicht nur Akupunkturpunkte der Hände und Füße stimuliert, sondern auch die so genannten Reflexzonen. Die Reflexzonenmassage wurde von dem amerikanischen Arzt Dr. William H. Fitzgerald entwickelt. Danach sind auf den Fußsohlen und Handflächen Bereiche (Reflexzonen), die mit bestimmten Organen oder Körperteilen in Verbindung stehen. Massiert man die Hände oder Füße an diesen Zonen, erzielt man eine Fernwirkung in den entsprechenden Organen oder Körperteilen. Die Reflexzonen der Hand, die durch das Training mit Qi-Gong-Kugeln sanft stimuliert werden, sind den folgenden Organen und Körperteilen zugeordnet:

> Die Fußreflexzonentherapie geht von einer Einteilung des Körpers in zehn Zonen aus; in diesen Zonen liegen alle Organe. Die Zonen spiegeln sich auch auf den Fußsohlen wider – nur im Verhältnis zum Körper entsprechend kleiner. Gleichwohl sind in diesen Zonen der Füße alle Körperteile repräsentiert und können also auch stimuliert und beeinflusst werden.

▶ Augen
▶ Ohren
▶ Obere Lymphwege
▶ Solarplexus
▶ Gehirn
▶ Wirbelsäule

▶ Lunge, Bronchien
▶ Magen
▶ Leber
▶ Gallenblase
▶ Dünndarm
▶ Dickdarm

Akupressurmöglichkeiten

Grundsätzlich kann man alle Akupunkturpunkte nicht nur mit Fingerdruck massieren, sondern auch mit Qi-Gong-Kugeln – es sei denn, die Punkte liegen an für eine Kugel sehr unzugänglichen Stellen, z. B. am unteren Augenrand oder an den Ohren.

Von den 361 klassischen Akupunkturpunkten, die sich für eine Akupressur eignen, sind im Folgenden nur einige wenige ausgewählt, deren sanfte Massage bestimmte Alltagsbeschwerden lindern kann.

▶ **Gegen Spannungskopfschmerzen:** Setzen Sie sich mit aufrechtem Oberkörper entspannt auf einen Stuhl. Legen Sie beide Kugeln neben den Augenbrauen an den Schläfen an. Die relevanten Akupressurpunkte gegen Kopfschmerzen liegen in einer kleinen Vertiefung, die Sie mit den Fingern spüren können. Rollen Sie sanft mit den – vorher durch Handreibung erwärmten – Kugeln etwa fünf bis zehn Minuten im Uhrzeigersinn auf diesen Bereichen.

▶ **Gegen Nackenverspannungen:** Legen Sie sich auf den Boden, und schieben Sie beide Kugeln unter den Nacken, so dass sie sich berühren. Ihr Kopf liegt dabei auf dem Boden auf, der Hals bildet eine »Brücke« über den Kugeln. Drücken Sie dann die Halswirbel nach unten, so dass die Kugeln auseinander rollen. Am besten geht dies, wenn Sie das Kinn nach vorn unten drücken. Wiederholen Sie dies mehrmals.

▶ **Gegen Herz-Kreislauf-Probleme:** Setzen Sie sich mit aufrechtem Oberkörper entspannt auf einen Stuhl, oder legen Sie sich auf den Boden. Sie berollen mit einer Kugel den Ausgangspunkt des Herzbeutelmeridians in der Brustmitte, etwa auf der Höhe der Brustwarzen. Sie können auch mit sehr sanftem Druck pressen.

▶ **Zur Stärkung der Konstitution:** Setzen Sie sich entspannt auf einen Stuhl. Rollen Sie mit einer Kugel die Innenseite des linken Arms – beginnend bei den Achseln – entlang, dann rollen Sie von den Fingerspitzen die Außenseite des Arms wieder hinauf. Das Ganze wiederholen Sie mit dem rechten Arm. Dann rollen Sie mit der Kugel von der Brustmitte aus nach links zum Rumpf und schließlich die Außenseite des linken Beins hinunter bis zu den Zehenspitzen. Von dort aus gehen Sie mit der Kugel zunächst an der Innenseite des Fußes, dann an der Innenseite des Beins wieder nach oben und quer über den Rumpf zur Brustmitte. Das Gleiche führen Sie dann auf der rechten Körperseite aus. Zum Abschluss der Meridianmassage rollen Sie die Kugel zum unteren Dan Tien. Frauen legen die rechte Hand über die Kugel, dann die linke – Männer machen es umgekehrt. So bleiben Sie noch eine Weile sitzen und spüren dem Qi im unteren Dan Tien nach.

Der Herzbeutelmeridian (Kreislauf-Sexualität-Meridian) ist nach chinesischer Auffassung für mehr verantwortlich als nur für den Blutkreislauf. Störungen dieser Leitbahn (»Meister des Herzens«) führen u. a. zu Problemen im Halswirbelbereich und im Schulter-Arm-Bereich, zu Gedächtnisstörungen, Schwindelanfällen, Nervosität, Verwirrtheit und zu Abwehrschwäche. Regt man den Qi-Fluss hier an, wirkt man auf all diese Problembereiche positiv ein.

Tonisieren und Sedieren

▶ **Tonisieren = anregen**
Um eine Akupressur anregend zu gestalten (z. B. bei Müdigkeit), massieren Sie mit Kreisbewegungen von außen nach innen – und zwar entgegen dem Uhrzeigersinn.

▶ **Sedieren = dämpfen**
Um eine beruhigende Wirkung zu erzielen (z.B. bei Nervosität oder Schmerzen), massieren Sie bei leichtem Druck mit Kreisbewegungen im Uhrzeigersinn von innen nach außen.

Übungen zum Weitermachen

Menschen, die regelmäßig Qi Gong ausüben bzw. ein Qi-Gong-Kugeltraining betreiben, werden nach einiger Zeit feststellen, dass sie sich leichter und schneller bewegen, besser und tiefer schlafen, sich besser konzentrieren können und widerstandsfähiger gegen Krankheiten sind. Der Blutdruck wird gesenkt, Verdauung, Atmung und das gesamte Herz-Kreislauf-System werden normalisiert, die Entschlackung wird gefördert, das Seh- und Hörvermögen sowie der Gleichgewichtssinn werden gesteigert. Man bekommt mehr Energie und Ausdauer und ist insgesamt höher belastbar.

Zum Abschluss dieses Buches sollen noch einige wenige Anregungen stehen, die andeuten, was Sie alles mit den Kugeln anstellen können. Probieren Sie selbst aus, was Ihnen gut tut. Ihrer Kreativität sind hier keine Grenzen gesetzt.

Wenn man sich die Liste der Beschwerden, die mit Qi-Gong-Übungen erfolgreich bekämpft werden können, vor Augen führt, könnte man meinen, Qi Gong sei ein Allheilmittel. Doch selbstverständlich sollte Qi Gong im Krankheitsfall immer verbunden werden mit jenen Therapien, die der Arzt für notwendig erachtet.

Yin und Yang ausgleichen

Man unterscheidet nicht nur innerhalb eines Kugelpaares nach Yin und Yang (siehe Seite 13). Auch die verschiedenen Kugelarten sind so gestaltet, dass sie entweder mehr dem Yin- oder mehr dem Yang-Aspekt zugeordnet werden können. Damit kann man bei der Wahl der Kugeln und beim Üben auf einen verstärkten Yin-Yang-Ausgleich hinwirken. Bitte beachten Sie, dass die beiden folgenden Punkte nur eine Typisierung darstellen. Jeder Mensch hat einen Yin- und einen Yang-Aspekt, wobei mal der eine und mal der andere überwiegen kann.

▶ Aktive Yang-Menschen mit fester Stimme und kräftigem Händedruck, die Bewegung und Geselligkeit lieben, sollten mehr den Yin-Aspekt ihres Wesens fördern. Sie sollten eher dunkel gefärbte Kugeln oder solche mit einer weichen Beschichtung wählen, also Kugelpaare, die insgesamt eher den Yin-Aspekt verkörpern. Yang-Menschen üben am besten im Zustand größtmöglicher Entspannung und führen mit den Kugeln eher langsame Bewegungen aus. Ihre beste Übungszeit dürfte am Spätnachmittag oder am frühen Abend sein, wenn die Yin-Kräfte am stärksten sind.

▶ Passive Yin-Menschen, die leise sprechen und einen sanften Händedruck haben, die Ruhe und Einsamkeit lieben und zu einer melancholischen Grundstimmung neigen, sollten dem Yang-Aspekt ihrer Persönlichkeit zu mehr Geltung verhelfen. Für sie sind helle, silbrige, unbeschichtete Kugeln zu empfehlen, die insgesamt eher dem Yang-Prinzip zugeordnet sind. Yin-Menschen können ihren Yang-Kräften durch schnelle und kräftige Handbewegungen beim Kugeldrehen auf die Sprünge helfen. Ihre optimale Übungszeit ist der Vormittag, wenn die Yang- die Yin-Kräfte überwiegen.

Kugelmeditation

Sie können die Kugeln als Meditationshilfe benutzen, etwa indem Sie sie vor sich legen und sich auf sie konzentrieren bzw. sie fixieren, um innerlich leer zu werden. Oder Sie konzentrieren sich auf den Glockenklang der Kugeln, der eine Yin, der andere Yang, um sich besser in den Zustand des meditativen Gelöstseins zu versetzen.

Das Kugeldrehen mit anderen Übungen kombinieren

Um die Konzentration und die Geschicklichkeit zu verbessern, kann man das Kugeldrehen mit entsprechenden Übungen kombinieren. Hier seien abschließend nur zwei Vorschläge genannt.

▶ Drehen Sie die Kugeln in einer Hand im Uhrzeigersinn. Mit der anderen Hand beschreiben Sie einen Kreis, ein Dreieck oder eine Acht entgegen dem Uhrzeigersinn. Wechseln Sie die Hände und die Bewegungsrichtungen.

Variante: Kugeln drehen und mit einem Bein Bewegungen machen.

▶ Drehen Sie die Kugeln in einem bestimmten Rhythmus zunächst in der linken, dann in der rechten Hand im Uhrzeigersinn und gegen den Uhrzeigersinn. Gleichzeitig sagen Sie ein Gedicht auf, oder Sie singen ein Lied, ohne aus dem Rhythmus zu kommen.

Was immer Sie mit den Kugeln tun – wichtig ist vor allem, nichts erzwingen zu wollen. Nur mit Gelassenheit werden Sie auch Erfolg haben und sich die Freude am Kugeldrehen erhalten.

Wie wäre es mit einem entspannenden Kugelfußbad? Gönnen Sie Ihren Füßen ein Kräuterfußbad (etwa mit einem Sud aus Hopfen oder Lavendel). Während des etwa zehnminütigen Fußbads rollen Sie Ihre Füße auf den beiden Qi-Gong-Kugeln hin und her. Das hat einen ausgesprochen erholsamen Effekt. Trocknen Sie nach dem Fußbad nicht nur Ihre Füße gut ab, sondern auch die Kugeln. Gegebenenfalls fetten Sie sie mit etwas Vaseline ein.

Impressum
Der Südwest Verlag ist ein Unternehmen der Verlagshaus Goethestraße GmbH&Co. KG. © 1999 Verlagshaus Goethestraße GmbH & Co. KG, München
2. Auflage 1999

Alle Rechte vorbehalten. Nachdruck – auch auszugsweise – nur mit Genehmigung des Verlags.

Redaktion und Projektleitung: Dr. Elfi Ledig
Redaktionsleitung und medizinische Fachberatung: Dr. med. Christiane Lentz
Bildredaktion: Ute Schoenenburg, Sabine Kestler
Produktion: Manfred Metzger
Umschlag: Heinz Kraxenberger, München, Till Eiden
Layout: Wolfgang Lehner
DTP/Satz: Veronika Moga, Wendelin Lomeg
Illustrationen: Veronika Moga (15–18, 27), Roger Kausch, München (7)
Druck: Color-Offset, München
Bindung: R. Oldenbourg, München

Printed in Germany

Gedruckt auf chlor- und säurearmem Papier

ISBN 3-517-07807-7

Über den Autor
Falk Scheithauer arbeitet nach einem interdisziplinären Studium als freischaffender Autor und Journalist in den Bereichen Mensch, Natur und Gesundheit. Schon von Jugend an befasste er sich mit östlichen Philosophien und Körpertherapien.

Hinweis
Das vorliegende Buch ist sorgfältig erarbeitet worden. Dennoch erfolgen alle Angaben ohne Gewähr. Weder Autor noch Verlag können für eventuelle Nachteile oder Schäden, die aus den im Buch gemachten praktischen Hinweisen resultieren, eine Haftung übernehmen.

Bildnachweis
Jump, Hamburg: 12 (Lars Matzen); Ch. Kargl/U. Schoenenburg, München: U1; Claudia Rehm, München: 1; Südwest Verlag, München: 2 (Karl Newedel), 8 (2) (Moritz Teichmann); Visum, Hamburg: 24 (Rolf Nobel)

Register